III

COMPTE RENDU

DE LA CLINIQUE

DES

MALADIES DES YEUX

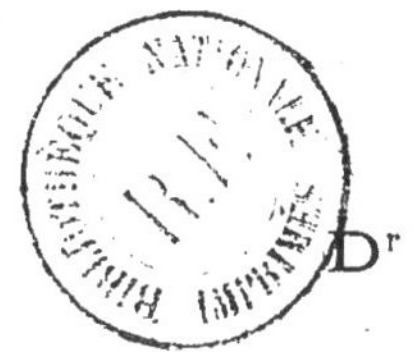

DU

Dr LANDOLT

Présenté aux membres de la Caisse de secours

1894

COULOMMIERS
IMPRIMERIE PAUL BRODARD

1895

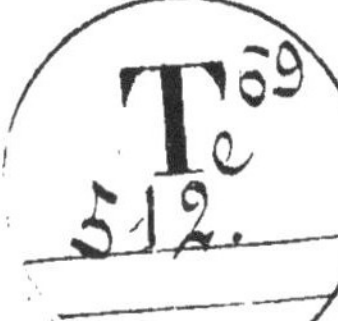

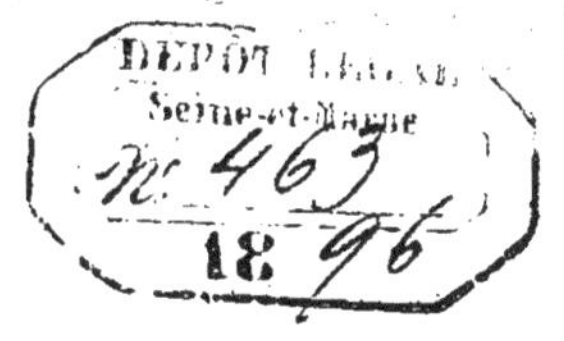

III

COMPTE RENDU

DE LA CLINIQUE

DES

MALADIES DES YEUX

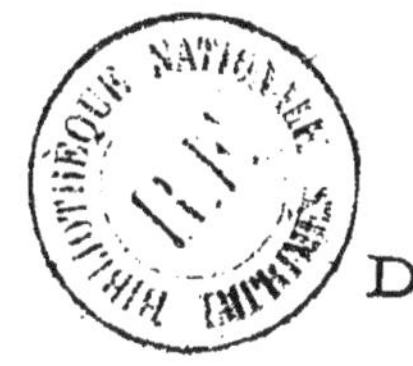

DU

Dr LANDOLT

Présenté aux membres de la Caisse de secours

1894

COULOMMIERS
IMPRIMERIE PAUL BRODARD
—
1895

III

COMPTE RENDU

DE LA CLINIQUE

DES

MALADIES DES YEUX

DU

Dr LANDOLT

Présenté aux membres de la Caisse de secours

1894

C'est avec la plus profonde reconnaissance que nous présentons ce troisième compte rendu aux dames membres du Comité, ainsi qu'à toutes les personnes charitables qui ont si généreusement contribué à notre œuvre de bienfaisance, en instituant et entretenant la *Caisse de secours pour les indigents* de notre clinique.

Comme on verra, leur charité a porté largement ses fruits. Nombre de malades ont recouvré la vue, le libre usage de leurs yeux, nombre d'autres, des enfants surtout, ont été préservés de la cécité.

L'encouragement que nous avons trouvé dans ce noble concours a été pour nous du plus haut prix. La lutte avec la maladie, déjà difficile en elle-même, l'est tout particulièrement lorsqu'elle se complique de la misère. La vaillante initiative prise par nos généreux donateurs nous a, d'autre part, attiré l'intérêt d'un public plus étendu, a touché d'autres cœurs, si bien que la caisse de secours a montré cette année un accroissement d'autant plus précieux que misère et maladie ne font, hélas, qu'augmenter.

Voici d'ailleurs le relevé des comptes pour l'année 1894.

Recettes :

Cotisations............	2 370 fr. »	5 043 fr. »
Dons.................	1 765 fr. »	
Solde de 1893.........	908 fr. »	

Dépenses :

Pensions de malades...	1 531 fr. »	3 681 fr. 65
Matériel..............	1 516 fr. 20	
Médicaments..........	308 fr. 20	
Lunettes..............	236 fr. »	
Étrennes au personnel.	90 fr. 25	
Solde porté à l'année 1895............		1 361 fr. 35

Les recettes de 1894, déduction faite du solde de 1893, ont été de 4 135 fr. Celles de 1892-1893, comprenant 18 mois, n'avaient été que de 3 340 fr., déduction faite du solde de 1891-1892.

Les dons pour l'année 1894 se répartissent comme suit :

Donateurs.

Anonyme	25
Anonyme	20
Anonyme	20
Mme G.	10
Mme Grand d'Hauteville	180
Mme A. Chauvet	10
M. Paul Dupont	20
M. Jules Naville	200
Mme H. Senn	5
Légation Suisse	100
M. Charles Rubens	100
Mme Dhombres	5
Mme la Supérieure du Couvent de Saint-Joseph de Cluny.	20
Mme Félix Guy	20
M. Jules Simon	50
M. Jacob Rogers	100
M. Louis Chabrier	20
Mme Cramer	300
Miss Jones	200
A reporter.	1 405

Report.	1 450
M. Mitsopoulos	50
Mme Muller Sœhnée	20
Mme Eugène Naville	10
Mme Milet	20
Mme la Comtesse Hallez-Claparède.	20
Mme S. Bardac	10
M. P. Naville	100
Mrs. C. Steward	100
Mme Siegfried	20
	1 755

A ces dons en argent, les dames du Comité ont encore joint leur cotisation annuelle, des dons en nature multiples, leurs bons conseils, et ce dévouement auquel nous devons l'extension de l'œuvre. C'est donc vers elles que vont, avant tout, nos remerciements. Ils ne sont pas moins vifs pour ceux qui, de plus loin, non contents de nous aider à soigner nos malheureux, nous ont permis d'offrir aux enfants une petite fête au nouvel an avec une distribution de cadeaux utiles et de jouets.

Les malades qui ont été reçus dans la clinique et soignés aux frais de la Caisse de secours sont au nombre de 28.

Sept de ces malades (les nommés L. T. ; I. D. ; M. R. ;

V. G.; L. A.; G.; C. D.) ont été opérés de *cataracte*, tous avec un plein succès.

Chez trois d'entre eux, nous avons pratiqué, en même temps que l'extraction de la cataracte de l'un des yeux, une *iridectomie préparatoire* sur l'autre œil, atteint du même mal. Cette excision d'un morceau de l'iris est une opération très anodine. Elle guérit en même temps que celle de la cataracte et même plus vite. Le malade ne risque donc rien et ne perd pas de temps du fait de cette double intervention chirurgicale. L'agrandissement de sa pupille, caché par la paupière supérieure, ne défigure pas son œil; mais il est du plus haut prix quand, plus tard, on procède à l'extraction de la cataracte.

Nous avons exposé les avantages de ce procédé dans une monographie sur l'opération de la cataracte. Un adversaire de ce procédé l'a comparé à un appareil de sûreté que chaque paquebot possède, mais qu'il n'emploie jamais. Or, si nous avions à subir une opération quelconque, une extraction de cataracte surtout, nous ne considérerions aucune précaution comme superflue. Nous ne voudrions pas priver ceux qui se confient à nous d'un avantage que nous souhaiterions pour nous-même.

Dans un cas (A. B.), afin de couper court à une inflammation chronique de l'iris avec adhérences et exsudat, l'iridectomie a été pratiquée sur les deux yeux et avec succès. (*Iridectomie antiphlogistique.*)

Dans un autre cas (L. D.), cette opération était nécessaire à cause d'une blessure de l'œil, qui avait amené, outre une cataracte traumatique, un large enclavement irien dans la cicatrice de la cornée.

Deux fois (E. B. et J. H.), nous avons fait une iridectomie, ou pupille artificielle, pour rétablir la vue sur un œil dont la pupille naturelle était obstruée par des opacités de la cornée. (*Iridectomie optique.*)

Les taies blanches, ou *leucomes* de la membrane transparente, défigurent parfois l'œil considérablement. On peut les teindre en noir, au moyen d'une multitude de piqûres d'aiguilles chargées d'encre de Chine. Ce *tatouage* de la cornée a été pratiqué sur deux des protégés de la Caisse de secours (J. H. et M. B.).

Ces leucomes ne sont que les cicatrices d'anciennes ulcérations. Quelque fâcheuse que soit leur influence sur la vision, puisqu'ils enlèvent à la cornée sa transparence, ils ne constituent pas encore l'issue la plus fatale que puissent prendre ces ulcères. Souvent ces derniers deviennent infectieux, surtout chez des personnes atteintes d'obstruction du canal naso-lacrymal ou de suppuration du sac lacrymal. Dans ce cas, la cornée tout entière peut devenir rapidement la proie de la suppuration. Celle-ci peut même gagner l'œil tout entier (*panophtalmie*) et réduire l'organe à un informe petit moignon.

Nous avons eu le bonheur de sauver une cornée ainsi menacée, chez une des protégées de la Caisse de secours (N. P.), au moyen de la *cautérisation galvanique* de l'ulcère, du rétablissement chirurgical des voies lacrymales et d'un traitement antiseptique rigoureux.

Dans un autre cas (L. M.), une ophtalmie purulente avait déjà détruit la cornée, lorsque le malade vint nous trouver. L'application énergique de l'antisepsie nous permit du moins de prévenir la panophtalmie, la fonte de l'œil, sa réduction à un moignon cicatriciel.

Ces yeux ratatinés, qui peuvent demeurer longtemps sans causer au malade aucun préjudice autre que la déformation à laquelle ils donnent lieu, deviennent parfois subitement un grave danger pour l'autre œil. Des inflammations lentes et insidieuses se développent dans ces moignons. Elles se propagent le long du nerf optique, gagnent celui du côté sain et n'amènent que trop souvent la cécité complète et irrémédiable. C'est pour éviter cette calamité que nous avons, dans deux cas, supprimé un œil atrophié par l'*énucléation*. La guérison a été très prompte.

L'un des malades (O. R.) n'est resté que sept jours en traitement; l'autre (G. Ch.) a quitté la clinique déjà deux jours après l'opération.

Un cas beaucoup plus grave était celui du nommé W. R., âgé de quarante-six ans, où nous étions obligé de retirer non seulement le globe oculaire mais encore tout le contenu de l'orbite, à cause d'une tumeur maligne qui s'était développée derrière l'œil.

Ce *sarcome* avait une origine assez curieuse : le malade avait perdu, deux ans auparavant, la vue de cet œil par suite d'un coup de tête de cheval. Pendant longtemps il ne ressentit autrement aucune gêne de ce côté-là. L'œil lui semblait cependant « grossir comme s'il voulait sortir de l'orbite ». En 1894, une inflammation douloureuse s'y développait et, lorsqu'il vint nous consulter, nous trouvâmes l'intérieur de l'œil en pleine suppuration et, derrière lui, la tumeur en question. Malgré la gravité de l'opération, qui avait consisté en l'*évidement* jusqu'à l'os de l'*orbite tout entière*, le malade put quitter la clinique au bout de sept jours. Il continuait à se faire panser pendant encore une huitaine de jours. Ne l'ayant pas revu depuis, nous supposons que, grâce à la promptitude et l'énergie de l'intervention, aucune récidive de la tumeur n'est survenue.

Dans un autre cas (H. C.), nous avons pratiqué la *transplantation du bord de la paupière supérieur* avec les cils qui, par suite d'une déformation cicatricielle, étaient dirigés vers l'œil et l'irritaient par le frottement.

Cette inflammation cessa nécessairement avec la suppression de sa cause.

Sept malades atteints de *strabisme convergent* (M. B.; G. R.; A. P.; B. Th.; L. D.; L. L.; I. G.), trois de *strabisme divergent* (Ch. H.; I. G.; I. L.), furent reçus à la clinique aux frais de la Caisse de secours.

Tous furent non seulement opérés, la plupart d'entre eux aux deux yeux, mais encore soumis à un traitement que nous avons appelé « orthoptique ». Il consiste en des exercices visuels et moteurs qui tendent à rétablir la collaboration harmonique des deux yeux.

L'*opération du strabisme* est, de toutes les opérations pratiquées sur les yeux, la moins bien comprise par les chirurgiens. Ce n'est pas que la technique présente des difficultés particulières. C'est l'influence qu'elle exerce sur les mouvements associés des deux yeux, qui est actuellement encore trop négligée, souvent même tout à fait ignorée.

Un œil, une fois débarrassé de sa cataracte et muni d'un verre de lunettes, voit. Le malade nous quitte avec son résultat définitif et en jouit tranquillement jusqu'à la fin de ses jours. Il en est autrement pour le strabisme.

D'abord, malgré l'apparence, ce n'est pas *un* œil seul qui louche. Si le malade ne possédait que cet œil, il le dirigerait toujours droit sur l'objet qu'il veut voir; il ne serait pas question de déviation. Un œil seul ne louche pas. On n'a qu'à couvrir le bon œil du strabique pour s'en convaincre. *Le strabisme est une perturbation des mouvements synergiques entre les deux yeux*. L'opérateur n'a donc pas simplement à redresser un œil dévié, comme on le croit généralement. Si cet œil est droit, c'est-à-dire s'il a l'air d'être dirigé vers le même point que l'autre œil, à un moment donné, il peut ne plus l'être lorsque le regard change de direction, lorsque l'attention du malade se porte vers un autre objet, situé de côté, en haut ou en bas, plus loin ou plus près. Il faut donc que l'opération soit tellement bien faite, que les deux yeux marchent de pair dans l'infinie variété de directions qu'il plaît à l'individu d'imprimer à son regard. Cette tâche est, on le comprend, extrêmement difficile. Aussi une simple opération ne suffit-elle point pour résoudre ce problème. Le strabisme n'est pas corrigé entièrement, ou il l'est trop, ou il l'est dans certaines conditions, ou pour un certain temps, pour reparaître plus tard ou dans d'autres circonstances.

C'est pour cela que nous ne cessons de proclamer [1]

1. Voir, entre autres, le rapport officiel concernant le strabisme, que nous avons rédigé pour l'avant-dernier Congrès international d'ophtalmologie, en 1888, et notre communication faite, cette année, au même Congrès international, à Édimbourg.

que l'opération ne saurait donner, par elle seule, la guérison du strabisme. Elle n'est, nous l'avons dit ailleurs, qu'une étape dans une cure longue et délicate. Cette cure comprend, d'autre part, les moyens optiques et les exercices orthoptiques (stéréoscope, etc.). Aussi notre but n'est-il pas seulement de donner au regard du malade une apparence droite. Nous visons bien plus haut, nous voudrions faire collaborer harmonieusement les yeux dans ce qu'on appelle « la vision binoculaire ». — Après une opération, même bien faite, de strabisme, le malade continue, comme avant, à ne regarder que d'un seul œil. Des exercices spéciaux et méthodiques sont nécessaires pour créer en lui la faculté de voir simultanément de ses deux yeux. Inutile de dire que le travail oculaire est ainsi plus facile et moins fatigant. — Mais de la fusion en une seule des impressions quelque peu différentes reçues par les deux organes, il résulte, pour l'individu, la sensation du relief, de la profondeur, de la distance, de la troisième dimension en un mot. Ce sont là déjà deux immenses avantages que procure le rétablissement de la vision binoculaire.

Il y en a encore un troisième non moins grand : c'est la permanence du résultat opératoire. Les yeux ne louchent pas, tant qu'ils sont dirigés simultanément vers le même point. Mais ils ne sauraient se rendre compte s'ils sont bien ou mal dirigés, s'il n'existe pas de lien entre leurs impressions visuelles. Ce lien c'est la vision binoculaire. C'est elle qui guide les mouvements oculaires avec une précision mathématique. Au moindre écart des yeux, l'objet fixé apparaît double, et la gêne qui en résulte force l'appareil moteur à rectifier immédiatement l'erreur de direction des yeux.

Il est évident que, si la vue de l'un des deux yeux est nulle ou à peu près, il ne saurait être question d'une vision binoculaire. Mais un œil même très défectueux peut collaborer utilement avec l'autre, pour peu qu'on prenne la peine de l'y amener par des exercices.

Nous avons été assez heureux pour obtenir ce résultat idéal chez la plupart de nos opérés de strabisme. D'autres cas, encore en traitement chez eux, nous font prévoir que nous y arriverons dans un avenir peu éloigné.

Au point de vue chirurgical, toutes les opérations pratiquées sur les protégés de la Caisse de secours ont réussi. Pas une plaie qui ait suppuré, pas une extraction de cataracte qui ait trompé nos espérances. Nous pouvons en dire autant des opérations faites sur nos autres malades.

Ces guérisons sans suppuration, ces résultats parfaits des interventions chirurgicales les plus hardies sur un organe si délicat, nous les devons, pour une large part. à l'*antisepsie* et à l'*asepsie*. Mais ces méthodes de la chirurgie moderne demandent, pour être efficaces, infiniment plus de précision, d'attention, de soins, qu'on ne s'imagine habituellement. Nous avons le bonheur de trouver dans le personnel de la clinique toutes les qualités indispensables pour une bonne antisepsie.

Si M. le Dr Cuénod, notre assistant, s'occupe activement de recherches bactériologiques essentiellement scientifiques, notre chef de clinique, M. le Dr Antonelli, ancien professeur agrégé d'ophtalmologie à l'université de Naples, nous aide avec une grande habileté dans l'art difficile de mettre en pratique les résultats du laboratoire. Les guérisons promptes et parfaites, non seulement des opérations, mais encore des plaies, ulcères et affections analogues en donnent la preuve irréfutable.

Madame Pérat a, comme les années précédentes, tous les droits à notre reconnaissance pour l'intelligence et la charité avec laquelle elle remplit son poste difficile.

On comprend aisément combien il faut de travail pour soutenir l'œuvre que nous avons fondée en 1876, si nous disons qu'en plus des 28 personnes opérées aux frais de la Caisse de secours, près de 300 opérations ont été pratiquées à la clinique; 3 257 malades ont été inscrits pendant l'année 1894, soit 52 808 depuis la fondation.

Ces chiffres ont leur signification. Ils prouvent que l'œuvre est juste, qu'elle correspond à un besoin, qu'elle atteint vraiment son but. Aussi, cédant au nombre toujours croissant de ceux qui nous demandent soulagement et secours, et encouragé par les dames généreuses qui nous prêtent leur concours depuis trois ans, nous avons augmenté les locaux de la clinique de trois pièces au 1er étage. Nous gagnons ainsi un emplacement plus grand pour les conférences et les nombreux appareils d'investigation, nous sommes à même de loger plus dignement M. le chef de clinique, et nous trouvons une pièce en plus pour nos malades pauvres.

Un avantage non moins précieux de cet agrandissement est de nous permettre de consacrer exclusivement aux opérations une des pièces du 3e étage.

La petite salle où nous opérons est située au-dessus des maisons environnantes et exposée au midi. Elle jouit ainsi d'un air relativement pur et d'un jour excellent, même en hiver. L'aménagement de cette petite *salle d'opération* répondra dorénavant à toutes les exigences de l'antisepsie et de l'asepsie. Elle contient le lit d'opération, l'armoire, la table et la tablette des instruments, une fontaine pour l'eau chaude et l'eau froide, l'autoclave pour stériliser les objets de pansement, l'appareil électrique pour la galvano-caustique, etc.

Afin que rien ne manque à cette installation, nous nous sommes rendu à Utrecht, où notre éminent ami, M. le professeur Snellen, vient de terminer l'organisation de son magnifique hôpital pour les maladies oculaires.

Cette visite à un des berceaux de l'ophtalmologie moderne a été fructueuse et suggestive pour nous à plus d'un point de vue. Il y a trente-six ans que Donders a fondé, avec l'aide de personnes charitables, le premier hôpital ophtalmique néerlandais. Son budget ayant, grâce à la générosité bien connue des Hollandais, augmenté avec le nombre des pauvres qui y cherchaient secours et asile, un véritable palais, contenant plus de cent lits et aménagé avec un grand luxe, remplace aujourd'hui l'ancien « Gasthuis voor Ooglijders ». Entretenue exclusivement par des contributions particulières, cette œuvre est devenue une gloire autant qu'une bénédiction pour la Hollande.

Puissions-nous voir un jour nos efforts couronnés par un aussi beau succès!

Le Comité dirigeant la Caisse de secours de la clinique se compose toujours des dames dont les noms suivent. Elles seront heureuses de recevoir les dons ainsi que les noms des personnes qui voudraient s'associer à notre œuvre philanthropique :

COMITÉ

Mme Colette Dumas (*présidente*), avenue Niel, 17.
Mme Landolt (*vice-présidente*), rue Volney, 4.
Mme Eugène Naville (*secrétaire*), rue Pigalle, 2.
Mme Pyrame Naville (*trésorière*), rue du Cherche-Midi, 76.

Mme Noël Bardac, avenue Montaigne, 1.

Mme Sigismond Bardac, rue de Berri, 30.

Mme Alphonse Chauvet, rue de Châteaudun, 34.

Mme Decoppet, rue de l'Oratoire, 4.

Mme Grand d'Hauteville, avenue Montaigne, 51.

Mme la Comtesse Hallez-Claparède, rue Saint-Florentin, 9.

Mme L. Oulmont, Place Malesherbes, 5.

Mme la Marquise de Sers, rue Pierre-Charron, 41.

Mme Serre, rue du Parc-de-Clagny, 47, à Versailles.

Mme Jules Siegfried, boulevard St-Germain, 226.

Mme Vianelli, Place Malesherbes, 14.

Membres adhérents.

S. A. I. Mme la Princesse Mathilde.
Mme Audion.
Mme E. Auburtin.
M. Gaston Auboyneau.
Mme Frank Auboyneau.
Mme Edouard Achard.
Mme Audéoud.
Mme la Comtesse d'Arnoux.
Mme la Comtesse Bevilacqua Lazise.
Mme la Comtesse de Biron.
M. P. Bobin.
Mme P. Bouteiller.
M. Félix Bernard.
M. Brigiotti.
Mlle Lydie Berger.
Mme Léon Berger.
Maison du Bon-Marché.
Mrs. Baker-Flint.
Mme Joseph Bardac.
Mme Elie Berger.
Mme Adolphe Chenevière.
M. Chatoney.
Mme de Carayon-Latour.
Mme Cramer.
Mme Cuénod.
Mme la Comtesse Cahen d'Anvers.
Mme Auguste Cellérier.
Mme Catlin.
Mlle Édith Catlin.
Mlle May Catlin.
Mme Déjerine.
Mme D'Espine.
M. Dubreuil.
M. Alexandre Dumas.
Mme Durand.
Mlle M. Deveaux.
Mme Escalier.
Mme Eberhardt.
M. Gabriel Fauré.
Mme Fuld.
Mme Flahaut.
M. Friesé.
Mlle Foulon.
Mme Fournier,
Mlle Fournier.
Mme R. Gosselin.
Mme Gougis.
Mme Gampert.
M. David de Ghest.
M. Geoffroy.
Mme Van Hagendoren,
Mme Harouel-Garcia.
Mme Hamman.
Mme Albert Hermann.
M. Ed. Joubert.
M. Daniel Kœchlin.
Mme Jules Kœchlin.
Mme Rodolphe Kœcklin.
Mme Kurtz.
Mme Ledoux.
Mme Élie Léon.
Mlle É. Lévy.
Mme Georges Lévy.
Mme Lardy.
Mme Lesslin.
Mme Paul Calmann Lévy.
Mme Lebourgeois.

Mme Max Lyon.
Mme Liger.
Mme de Meuron.
Mme Auguste de Morsier.
Mme Henri Mallet.
Mme Georges Mandrot.
Mme Moser.
Mme Adolphe Mieg.
Mme Max.
Mme de Mestral.
Mme Naville-Todd.
Mme la Baronne Oberkampf.
Mme Charles Oulmont.
Mme Louis Ochs.
Mme Pasteur.
Mme Alfred Picot.
Mme Adolphe Puaux.
Mme Frank Puaux.
Mme J. T. Park.
M. Protais.
Mme Patry.
M. Eugène Petit,
Mme Poynter.
Mme Rowcliffe.
Mme Regnier.
Mme John Roux.
M. de Sarty.
Mme E. Scherer.
Mme E. Strauss.
Mme W. Strauss.
Mme Secretan.
Mme Jules Siegfried fils.
Mme la Baronne de Schickler.
M. Pierre Tourgueneff.
Mme Louis Taub.
Mme Théry.
Mme Valentin.
Mme H. Worms.

Coulommiers. — Imp. Paul BRODARD. — 468-95.

www.ingramcontent.com/pod-product-compliance
Ingram Content Group UK Ltd.
Pitfield, Milton Keynes, MK11 3LW, UK
UKHW020550230726
13925UKWH00006B/2507

9 782013 591171